はじめに

　諸外国において、ライフセービングが極めて自然な形で国民の生活の中に溶け込んでいる姿を目にすると、その背景には深い歴史と普遍的理念（生命尊厳）が刻まれていることが分かります。

　ライフセービングは、単に救命活動のみで完結するのではなく、救命の実践を重ねながら自他の生命（いのち）を見つめ、すべての生命に対して「慈しみ」を有する活動といえます。

　世界保健機構（WHO）の推計によると、2019年に全世界において約23.6万人の尊い生命が溺水で失われています。その数を一つでも減らすため、世界保健機構（WHO）は2021年に7月25日を溺水防止デーと定めました。国際ライフセービング連盟（ILS = International Life Saving Federation）は、この受け入れがたい事実をもって設立され、公益財団法人日本ライフセービング協会（JLA = Japan Life Saving Association）はその日本代表機関として水辺の事故防止活動を全国へ展開しています。今日、病気やけがにとどまらず、甚大な自然災害が頻発し、また、凶悪な犯罪や不慮の事故も後を絶たない日々において、「生命の尊厳」を中心に置く教育は何にもまして優先されなければなりません。救急医学の発展があっても病院到着時に手遅れとなるケースが多く、病院前救急救命の重要性が叫ばれ、AED（自動体外式除細動器）を含め、その実践が一般市民にも求められるようになりました。

　本書は、一般社団法人日本蘇生協議会（JRC = Japan Resuscitation Council）による「JRC蘇生ガイドライン2020」に準拠した「救急蘇生法の指針」に基づき、医師、看護師、救急救命士等が着手することが困難な局面、すなわち人が倒れて救急車到着までの8.9分に何をするか、何をしなければならいないかの視点（現場）をもって執筆されました。新型コロナウイルス感染症をはじめ、未知の感染症との共存の時代を迎え、「救命の連鎖」がより深まることを願っています。

2022年4月

公益財団法人
日本ライフセービング協会

JN093351

1

第1章 心肺蘇生の意義

■ 1. "命"が失われていく速さ、"命"を救うことの難しさ

海やプール、あるいは家庭等で突然、心肺停止の傷病者が発生したとしよう。その傷病者は、かけがえのない、あなたの家族やパートナーかもしれない。あなたは大急ぎで119番に電話で通報し、救急車を要請するだろう。その後、救急車が到着し、救急救命士が医療行為を開始する。電気ショックに加えて、気管挿管が行われる。あるいは薬剤も投与されるかもしれない。傷病者はこういった初期治療を受けながら、救命救急センターに搬送される。そこではさらに高度で最新の医療が展開され……

——結果として、この傷病者の命は救われるのだろうか？

——意識が戻って、これまでどおりに学校へ、会社へ行くことができるのだろうか？

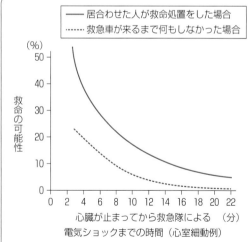

◆図1-1 救命の可能性と時間経過
（「改訂6版 救急蘇生法の指針2020（市民用）」から引用：Holmberg M：Effect of bystander cardiopulmonary resuscitation in out-of-hospital cardiac arrest patients in Sweden. Resuscitation 2000：47(1)：59-70.より引用・改変）

「あなたは愛する人を救えますか？」

図1-1のグラフは、横軸に心臓が止まってから救急隊による電気ショックまでの時間(分)、縦軸に救命の可能性(%)が示されている。救急車が到着するまでの間、傷病者が何もされなかった場合(図1-1の破線)は救命の可能性が急激に低下するが、その場に居合わせた人が救命処置を行うと、救命の可能性が高まる(図1-1の実線)。つまり、傷病者のそばにいる人が救命処置を行うタイミングが早ければ早いほど救命の可能性が高くなることが示されており、一般市民による傷病者に対する積極的なアプローチが期待される。また、心肺停止から3〜4分経過すると急激に救命の可能性が低下する。このタイミングが傷病者の生死を分ける重要なポイントになる。

■ 2. 救命の連鎖

救急車を要請してから救急車が現場に到着するまで、日本では平均8.9分、さらに医療機関へ搬送され病院に到着するまでの時間は40.6分を要する（総務省消防庁「令和3年版 救急・救助の現況」）。この現実を図1-1のグラフに当てはめて考えてみると、救急車が到着するまでの8.9分の間に傷病者に対して何もしないでいると、救命の可能性は10%にも満たないところまで低下することがわかる。救急車の到着を待っているだけでは人の命は助からない。私たちが生活している環境、学校や職場では、救急車を要請してから到着までにどのくらいの時間がかかるのだろうか？　私たちの目の前で心肺停止の傷病者が発生したときに、どうしたら彼ら彼女らの命を救うことができるのだろう

か？　死亡するリスクを食い止めるには、私たち一般市民が、救急車を要請するとともに、救急車が到着するより前に、いち早く適切な心肺蘇生を行うことが必要である。さらに、救急隊が現場を早期に出発できるように手助けすることにより、医療機関への搬送時間を短縮することも重要である。傷病者の停止した心臓が再び動きを取り戻し、意識が戻り、社会復帰するために、一般市民の行う心肺蘇生のすべての瞬間が、その鍵を握っている。

*

　国内における心肺蘇生に関する最新のガイドラインは、国際蘇生連絡委員会(ILCOR＝International Liaison Committee on Resuscitation)が 2020 年までに発表した「心肺蘇生に関わる科学的根拠と治療勧告コンセンサス(CoSTR＝Consensus on Resuscitation Science and Treatment　Recommendations)」を基に、日本蘇生協議会（JRC＝Japan Resuscitation Council)によって「JRC 蘇生ガイドライン 2020」として 2021 年 6 月に出された。ガイドライン 2015 から、いくつかの変更が生じているが、心停止となった傷病者を救命するために重要な救命の連鎖（chain of survival・図 1-2）については継続

した概念が受け継がれている。

　「心停止の予防」は、心停止や呼吸停止となる可能性のある傷病や不慮の事故を未然に防ぐことである。ライフセービングの本質は事故を未然に防ぐことであり、救うより守るが重視される。例えば小児では交通事故、溺水や窒息等による不慮の事故を防ぐこと、成人では急性冠症候群（狭心症や心筋梗塞等）や脳卒中発症時の初期症状の気づきが重要となる。わが国では高齢者の窒息、入浴中の事故、熱中症等も重要な死因であり、これらを予防することも重要である。また心臓震盪を含む運動中の突然死予防も望まれる。

　「早期認識と通報」は、突然倒れた人や反応のない人を見たら心停止を疑い、その可能性を認識したら大声で叫んで応援を呼び 119 番通報を行い、救急隊と AED が少しでも早く到着できるようにすることである。また、119 番通報を受けた通信指令員により、適切なアドバイスを受けることができる。

　「一次救命処置（心肺蘇生と AED）」は、心肺停止傷病者に対して行われる心肺蘇生（胸骨圧迫と人工呼吸：CPR）と AED による処置、心停止に至る可能性の高い異物による気道閉塞

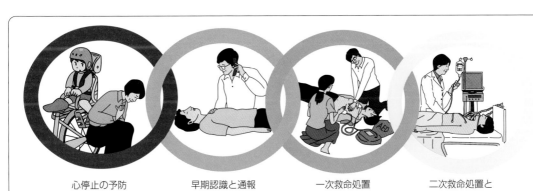

心停止の予防　　　早期認識と通報　　　一次救命処置　　　二次救命処置と
　　　　　　　　　　　　　　　　　（心肺蘇生と AED）　　　集中治療

◆図 1-2　救命の連鎖
これは急変した傷病者を救命し、社会復帰させるために必要となる一連の行いをイラスト化したものである。4 つの輪がすばやくつながると救命効果が高まる。左から 3 つめまでは現場に居合わせた一般市民により行われることが期待されている。

（窒息）に対してまず行われる救命処置である。誰もがすぐに行える処置であり、心停止傷病者の社会復帰においては大きな役割を果たす。

「二次救命処置と集中治療」は、BLSのみでは心拍が再開しない傷病者を薬剤や医療機器を用いて行い、必要に応じて医療機関で集中治療を行うことで社会復帰の可能性を高めることである。

一般市民が行う救急蘇生法は、この一次救命処置とファーストエイドである。ファーストエイドは、急な病気やけがをした人を助けるために最初に行う一次救命処置以外の行動であり、命を守り、苦痛を和らげ、悪化を防ぐことを目的としている。ファーストエイドは多岐にわたるが、本書では観察と止血のみを扱う（第8章 ファーストエイド）。

■ 3. 日本の実状

2020年の総務省消防庁の報告によると、心臓系の障害による心停止で、かつ目撃のある場合に、一般市民が応急処置を行った場合の1か月後生存率は15.2%で、行われなかった場合の8.2%と比較すると、約1.9倍高くなっている。1か月後社会復帰率についても10.2%で、行われなかった場合の3.8%と比較すると、約2.7倍高くなっている。さらに、一般市民が電気ショック（除細動）を行った場合の1か月後社会復帰率は43.9%となっており、行われなかった場合の約11.5倍となっている（図1-3）。

救急隊が到着する前に、傷病者が発生した現場に居合わせた一般市民が行うAEDを使用した一次救命処置が、傷病者の救命や社会復帰に非常に重要な意味をもっているのである。

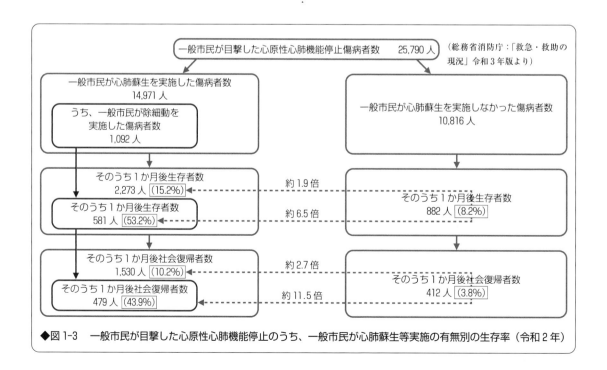

◆図1-3　一般市民が目撃した心原性心肺機能停止のうち、一般市民が心肺蘇生等実施の有無別の生存率（令和2年）

第2章 呼吸・循環のしくみ

■ 1. 細胞が生きるために

　人間を構成している細胞は約60兆個といわれている。ひとつひとつの細胞は生きており、細胞が集まって組織、器官が構成される。そして特定の機能を持った器官（脳、心臓、腎臓、肝臓等の臓器）が正常にはたらくことで人間は生きている。

　細胞が生きていくには、エネルギーが必要である。そのエネルギーとは、ATP（Adenosine Triphosphate：アデノシン3リン酸）という物質である。このATPを産生するには、"エネルギー源"が必要で、そのエネルギー源となるものは主にグルコース（糖：$C_6H_{12}O_6$）である。グルコースから効率よくATPを産生するためには、体内に十分な酸素があることが要求される。そして、ATPが産生されるときに、二酸化炭素と水ができる。人間が空気中の酸素を吸って、肺から二酸化炭素を吐き出すという呼吸（外呼吸）と、ATPを産生するために必要な酸素を細胞に取り込み、その際にできた二酸化炭素を排出するという細胞で行われる呼吸（内呼吸）の両方が体のおかれた状況に合わせて適切に機能することでATPが産生される。

コラム

ATPの構造とエネルギー

　ATP（アデノシン3リン酸）は、アデニン、リボース、3つのリン酸から成り立っている。この3つのリン酸が加水分解されて、リン酸がひとつ離れるときに、大きなエネルギーを放出し、筋収縮、細胞内外の物質の輸送、多くの化合物の合成等のいろいろな過程に必要なエネルギーを供給する。

ATP（アデノシン3リン酸）＋ H_2O
　→ ADP（アデノシン2リン酸）＋ リン酸 ＋ 7.3kcal

　このATPを産生するのに必要な酸素と糖を全身の細胞に運搬するのが、血液である。酸素は空気中から肺によって体内に取り込まれ、糖は食物から消化管によって体内に取り込まれ、それぞれ血液によって全身の細胞へ運搬される。

■ 2. 血液の成分と役割

　成人の体には、体重のほぼ8%の血液量がある（たとえば体重70kgの成人男性の血液量は約5,600ml）。この血液は、心臓の拍動によって動脈を通り、体のすみずみまで送り出され、静脈を通って心臓に戻る。そして、体中の細胞に必要なもの（酸素や栄養等）を送り、不要なもの（二酸化炭素等）を回収する。この血液を試験管に入れて遠心分離器にかけると、固形成分（45%）と液体成分（55%）とに分離される。

　固形成分には、赤血球、白血球、血小板といった細胞が含まれている。赤血球は、ヘモグロビンを含み、酸素や二酸化炭素等を運搬する。白血球は、顆粒球、リンパ球等の種類があり、免疫をつかさどっている。そして、血小板は、外傷で出血したときに、止血する役割を担っている。これらの血球成分は骨髄で作られる（造血）が、各々に寿命がある。赤血球は、120日間と長いが、白血球は種類によって異なり、顆粒球では数日と短く、血小板は約1週間の寿命といわれている。

　液体成分は、血漿といわれ、タンパク質、Na（ナトリウム）、K（カリウム）、Ca（カルシウム）などの電解質、そしてグルコース等が含まれる。

■ 3. 呼吸のしくみ

　人間は、生きていく上で必要なエネルギーである ATP を産生するために必要な酸素を、呼吸によって体内に取り込んでいる。鼻や口から空気を吸い、吸った空気は咽頭（口の奥）、喉頭（さらに奥の喉ぼとけの辺り）を通って、気管に入る。気管は左右に分かれて気管支となり、さらに枝分かれを繰り返し、最終的に 23 回分岐して小さな丸い部屋のような肺胞と呼ばれるスペースで終わる。この肺胞の表面には毛細血管がまとわりつくように分布している（図 2-1）。空気は、この肺胞にたどり着き、空気中に約 20% 含まれている酸素は、肺胞の壁を通り抜け、さらに毛細血管の壁を通過して、毛細血管のなかをめぐってきた赤血球に渡される。

　このとき、赤血球のなかのヘモグロビンと呼ばれる部分が、酸素と結合する。赤血球は血液の流れに乗って全身の細胞に酸素を供給する。このヘモグロビンは ATP を産生するのに必要な酸素と結合するだけでなく、ATP を産生した際にできた二酸化炭素とも結合する。赤血球中のヘモグロビンは全身の細胞から二酸化炭素

を回収したあと、肺に戻ってくる。そして二酸化炭素は肺胞内へ放出され、かわりにヘモグロビンは再び酸素と結合して、体内のさまざまな組織へ再び循環していくことになる。これをガス交換という（図 2-2）。

　人間の吐いた息（呼気）の中にも酸素は 17% 程度残っている。その呼気が人工呼吸の傷病者の"吸気"になる。17% の酸素で換気しても血液中に含まれる酸素は細胞が生きるために十分な量であることが確認されている。

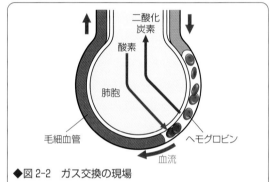

◆図 2-2　ガス交換の現場
（高橋長雄　監修「からだの地図帳」p.37、1989 を基に作成）
肺胞に毛細血管がまとわりついている。肺胞と血液の間で、酸素、二酸化炭素が移動する。

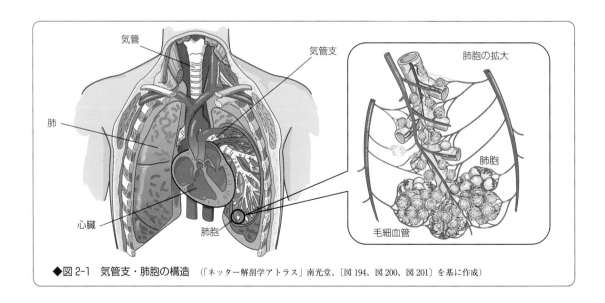

◆図 2-1　気管支・肺胞の構造　（「ネッター解剖学アトラス」南光堂、〔図 194、図 200、図 201〕を基に作成）

ヘモグロビンは酸素と結合すると、真っ赤な色になる（酸化ヘモグロビン）。また二酸化炭素と結合すると、青紫がかった、赤がくすんだような色になる（還元ヘモグロビン）。たとえば、喘息や肺炎といった呼吸器の病気で、酸素が十分に体内に取り込めない場合、酸化ヘモグロビンは少なくなり、相対的に還元ヘモグロビンの割合が多くなる。このとき、口唇や爪等、毛細血管の色を透見できるような部位の色調が青っぽく見えることを「チアノーゼ」という。チアノーゼはすなわち、酸素不足で危険な状態なのである。

■ 4. 循環のしくみ

ATP 産生の素材であるグルコースと酸素を運搬する血液は、全身に張りめぐらされた、血管のなかを循環している。この血液の循環は、心臓によって作り出されている。心臓は収縮と弛緩を繰り返して、毎分約 5ℓ の血液を絶えず全身に送り出している。1 分間に心臓が送り出す血液の量を心拍出量という。

心臓の壁は、心筋という筋肉からできている。心筋が「ギュ、ギュ」と収縮・弛緩を繰り返すことによって心臓は拍動し、その拍動によって血液が送り出されるのである。この一連の心筋の運動は、心臓のあちこちが勝手に運動しているのではなく、心臓全体で調和してリズムよく行われている。このリズミカルなコーディネートされた収縮と弛緩を繰り返して、1 分間に 5ℓ の血液を送り出している。

また、心臓から送り出された血液は、全身に均等に分配されている訳ではない。盛んに活動し、エネルギーを多く消費するところには、その分だけ多くの血液が供給されるように調整されている。

もし、この心臓の拍動がなんらかの原因で止まってしまうとすると、血液の循環が停止し、全身の細胞に血液が届かなくなる。このことは、ATP 産生に必要なエネルギー源の供給が絶たれることを意味する。細胞がエネルギー源である糖を貯蔵している場合もあるが、酸素を貯蔵していることはない。そのため、酸素の供給が絶たれると ATP の産生もほとんど停止してしまう。ATP を産生できなくなった細胞は、すでに作られてあった ATP を消費するしかなく、新たに産生しない限り、ATP はすぐに消費し尽くされてしまう。ATP が枯渇したあとは、細胞は生きることができなくなり、死を迎えることになる。

■ 1. 心肺蘇生の意義・目的

　生命を維持し、身体の正常な機能を司るのは脳である。人間が人間らしく生きるためには、脳細胞に酸素が供給され続けなければならない。人間は、空気を肺に吸い込み、そして吐き出す運動を繰り返している。肺に空気が入ると血液中に酸素が取り込まれ、二酸化炭素と交換される（外呼吸）。血液中の酸素は、心臓のポンプ作用により身体の各組織に送られる。組織に供給された酸素は、二酸化炭素と交換され（内呼吸）、血液は再び肺にもどる。呼吸が数分以上停止すると血液中の酸素濃度が低下する。循環が不十分であると全身に血液を巡らせるための血圧も低下する。この状態では酸素が十分に組織に供給されない。特に、脳細胞に十分な量の酸素が供給されないと、脳の活動に必要な莫大なエネルギーを作り出すことができず、脳細胞に回復不可能な変化（壊死）が起きてしまう。脳細胞の可塑性は極めて小さいので、脳細胞が壊死すると蘇生しても身体の生理機能が低下してしまう可能性が高い。すなわち、心肺停止からの時間経過が長くなるほど、社会復帰の可能性は低くなると考えられる。

　そこで、気道（空気の通り道）が閉塞しているならば気道確保を行い、普段通りの呼吸がないならば人工呼吸と胸骨圧迫を行う。それにより全身に、とりわけ脳に十分な酸素を含んだ血液を送り届け、身体の生理機能の低下を防止するのが心肺蘇生の本質である。

■ 2. 胸骨圧迫の重要性〜心拍再開のために〜

　すべての救助者は、心停止もしくはこれに近い傷病者に対し質の高い胸骨圧迫をすることが重要である。呼吸を確認して、呼吸がない、あるいは判断に迷う場合には、まず胸骨圧迫（C　Circulation：循環）を行い、その後、気道確保（A　Airway：気道）をして人工呼吸（B　Breathing：呼吸）を行うというように、〈C⇒A⇒B〉の順序で実施する。質の高い胸骨圧迫とは、強く（約5cm沈む力で）、速く（1分間に100〜120回のテンポで）、絶え間なく（中断を最小にする）行うことである。複数の救助者がいる場合は、救助者が互いに注意しあって、胸骨圧迫の部位や深さ、テンポが適切に維持されていることを確認することが重要である。

●質の良い、有効な胸骨圧迫を行うポイント
① 圧迫と解除は1回1回を正確に行うこと（強く）

　1回ごとに少なくとも前胸部が約5cm沈む力で圧迫を繰り返す。実際の心肺蘇生では圧迫解除がしばしは不完全になっている場合がある。圧迫と圧迫の間は、胸が元の高さに戻るように十分に圧迫を解除することが重要である。

② 1分間あたり100〜120回のテンポで行うこと（速く）

　毎分100回というテンポは、さまざまなテンポで心臓から送り出される血液量など調べた結果、もっとも循環動態が理想的になることから設定された。それでも胸骨圧迫時の心拍出量は、正常時の30〜40%ほどしかない。また、120回/分を超えると胸骨圧迫の深さが浅くなったり、経過および結果が悪化するため具体的な上限が設けられている。

③ 胸骨圧迫の中断を極力しないこと
（絶え間なく）

　胸骨圧迫を続けることにより、血圧が次第に上昇し、血液が血管系の中を次第に循環するようになる。胸骨圧迫の最初の数回は、静止した血液が流れ始める助走のようなものであり、血液の流れが一定の状態になるまでには数回の胸骨圧迫を要する。よって中断してしまうと血液循環が最初から出直しとなり、胸骨圧迫の中断が長くなると生存率が低下する。実際の活動では、人工呼吸、傷病者の移動、AEDの装着や電気ショックや交代時など胸骨圧迫の中断を余儀なくされる。やむ得ない場合を除き極力中断時間を短くしなければならない。

■ 3. 心停止の分類と心室細動という不整脈

　心臓から血液が駆出されなくなること、すなわち「心拍出量＝ゼロ」の状態を心停止という。しかし、心臓が動いていても血液が心臓から駆出されないこともある。心電図を装着すると、心停止は、次のように大きく4つに分類することができる。

（1）心静止（Asystole）

　心臓が静止している状態である。

（2）心室細動（VF＝Ventricular Fibrillation）

　心臓、特に心室の筋肉が、「プルプル」と痙攣（細動）するような場合である。心臓は静止しているわけではないが、本来のコーディネートされた拍動とはまったく異なり、小刻みに震えているようになっている。この場合、心臓はしっかりと血液を送り出すことはできない。この状態を心室細動といい、あらゆる不整脈のなかでもっとも致死的なものである。放っておくと、小刻みに震えていた心筋の動きは間もなく弱まり、ピクリとも動かなくなり、心静止となる。

心肺蘇生でなぜ心臓が動き始めるのか

　心臓の細胞の活動にもATPが必要である。心停止になると、全身への血流が途絶されるが、心臓への血流も途絶される。そして人工呼吸と胸骨圧迫によって脳をはじめとする全身の臓器へ、酸素を含む血液が再び供給されると同時に、心臓を取り囲むように走り心臓を栄養している冠動脈にも、再び酸素を含んだ血液が流れ始める。このことを契機として心臓の細胞は再び活動を取り戻し、拍動が再開する。

　この冠動脈に血液を押し流す力を冠動脈還流圧（CPP＝Coronary Perfusion Pressure）という。CPPは冠動脈の入口で冠動脈に血液を押し込む力（大動脈拡張期圧）と冠静脈の出口すなわち右心房で出口を抑える力（右心房圧）の差によって決定される。すなわち「CPP＝大動脈拡張期圧－右心房圧」となる。正常では、大動脈拡張期圧は80mmHg、右心房圧は5mmHgほどである。このときCPPは75mmHgくらいになる。

　心停止時には大動脈拡張期圧と右心房圧の間に差がなくなるため、冠動脈に血液は流れない。胸骨圧迫を開始すると、両者の間に少しずつ差が出始める。CPPが大きくなるほど冠動脈に血流が多く流れ、心拍再開のチャンスが増すと考えられる。ヒトの心肺蘇生（CPR）の研究では、心拍再開した傷病者のグループと、心拍再開しなかった傷病者のグループでCPPを比較したところ、心拍再開したグループのCPPの方が明らかに高かった（Paradis NA, 1990）。心肺蘇生（CPR）によって、いかに高いCPPを作り出すか。それはこれまでに述べてきた正しく適切な方法で胸骨圧迫を行うことに他ならない。

（3）無脈性心室頻拍（Pulseless Ventricular Tachycardia）

　心室が規則的だが異常に速い頻度で収縮するもので、やはり心室が小刻みに動いてしまうため十分な血液を送り出せず、脈拍を触れない状態である。

（4）無脈性電気活動（PEA＝Pulseless Electrical Activity）

心臓のどこか一部がピクリと動くものの、血液を拍出するまでには至らない状態を指している。

AEDによる電気ショックが必要となるのは、(2)心室細動（VF）と (3)無脈性心室頻拍（Pulseless VT）である。

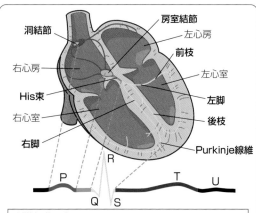

刺激伝導の流れ
1. 洞結節から刺激が発生
2. 刺激は心房内の径路をとおり，房室結節へ
3. 房室結節，His 束へ伝導
4. 右脚・左脚，Purkinje 線維を伝わり，心室筋へ伝わる

◆図 3-1　刺激伝導系
（高橋長雄　監修「からだの地図帳」p.44、1989 を基に作成）
心臓のなかには電気信号を伝える一定のルートがある。

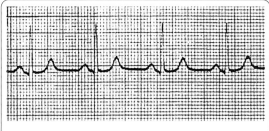

◆図 3-2　正常心電図
1回の収縮の電気活動は、小さな丸い波と、とがった鋭利な波と、そのあとに続くなだらかな波の3つのパートから構成される。この心電図では心臓の拍動にして4回分の電気活動が記録されている。

●心臓の１回１回の収縮はどのようにして起きるか

心臓の細胞は、それぞれが自律的に収縮する自動能という能力をもっているが、正常な心臓の収縮は、それぞれの心臓の細胞が自分勝手に収縮しているのではない。心臓にはそれぞれの心臓の細胞を刺激して収縮させる弱い電流が流れる一定のルート（刺激伝導系）がある（図3-1）。右心房の近くに電気刺激を発するペースメーカーである洞結節といわれるところがあり、そこから発せられた電気刺激が、この刺激伝導系に流れ、電気刺激を受けた部分から心臓の筋肉が順次収縮をする。その結果、心臓全体として調和のとれた、リズミカルで、コーディネートされた1回の収縮が行われ、心臓は全身に効率よく血液を送り出すことができるのである。このような心臓の電気的な活動を体表面から記録したものが心電図（図3-2）である。この電気信号が乱れて、異常なリズムで心臓が収縮する状態が不整脈である。不整脈にはいろいろな種類があるが、もっとも危険で致命的なものが、「心室細動」といわれる状態である。心室細動では、心室のあちこちが刺激伝導系のコントロールから逸脱して自分勝手に1分間に300回以上不規則に収縮を行い、まるで心臓が痙攣しているようになってしまう。心室細動では、心電図は波形がひどく乱れているのがわかるであろう（図3-3）。また心室頻拍は、心室の一部の細胞が異常をきたし、心室内で電流がぐるぐる回るように流れてしまうために発生する。この心室細動や無脈性心室頻拍が目の前で起きた場合、心静止や無脈性電気活動といった、他の心停止の場合と同じように胸骨圧迫を行うことも心拍再開のために有効であるが、もっとも有効とされるのが電気ショックである。これは機械で心臓に電気ショックを与えて、心室の細動を取り除き（電気的除細動）、

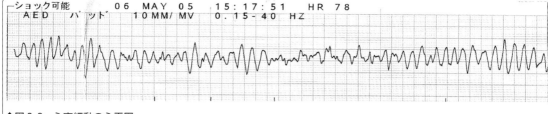

◆図 3-3　心室細動の心電図
正常心電図（図 3-2）と比較すると、不規則な、ギザギザした波形になっている。心臓の電気刺激の伝わり方がひどく乱れていることから、心臓の拍動がコーディネートされていないことがわかる。

心臓が持つ本来の収縮の動きを取り戻す（心拍再開）ものである。また、特に心室細動では、心静止や無脈性電気活動の場合と比較して、蘇生できた場合に傷病者が社会復帰できる可能性が高い。この心室細動に対してもっとも有効な治療法である電気ショックは、タイミングが早ければ早いほど有効であり、逆に時間が経過するにつれて成功率（蘇生率）が低下していく。なお、(1)心静止や (4)無脈性電気活動については、電気ショックの対象とはならない。

すなわち、心停止の傷病者が発生した場合、①まず胸骨圧迫を開始する、②心室細動（あるいは無脈性心室頻拍）によるものかを判断し、③心室細動（あるいは無脈性心室頻拍）であれば、できるだけ早いタイミングで電気ショックを与える。これが心停止の傷病者を少しでも多く救命し、さらに社会復帰を果たす上で重要なことである。

■ 4. 心室細動の治療と AED の必要性

ところが実際には、救急車を要請してから救急隊が現場に到着するまでの時間は、前述のように平均8.9分を要している。目の前で発生している心室細動に対して電気ショックを行おうとしたとき、救急隊の到着を待っていると電気ショックの成功率は低下してしまう。たとえば、市街地から離れた海辺で事故があったらど

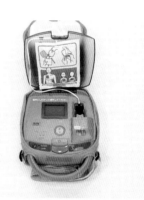

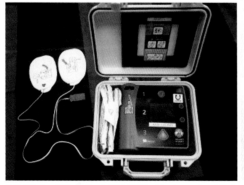

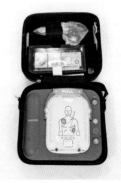

◆図 3-4　様々なタイプのAED（Automated External Defibrillator＝自動体外式除細動器）

うであろうか。心室細動（あるいは無脈性心室頻拍）から確実に傷病者を救命し、社会復帰を期待するためには、もはや救急車の到着を待ってはいられない。すなわち現場で、そこに居合わせた一般市民が心臓への電気ショックを行う必要がある。一般市民が電気ショックを行うことを可能にした AED（Automated External Defibrillator：自動体外式除細動器・図3-4）の意義はここにある。傷病者の心停止の原因が、電気ショックの適応である心室細動（あるいは無脈性心室頻拍）かどうかについては、一般市民が判断することはできない。しかし、AED は心電図を自動的に解析し、救助者に対して、電気ショックを行うべきかどうかを伝えることができるのである。電気ショックの必要があれば、救助者は AED の音声メッセージどおりに電気ショックを実施するためのボタンを押せばよい。この AED の導入によって、目の前で発生した心室細動（あるいは無脈性心室頻拍）に、電気ショックを早期に実施することが可能になった。AED は現在、駅、学校、体育館などの公共施設にとどまらず一般のビルなど民間施設にも配備されている。全症例のうち、一般市民による電気ショックが実施された傷病者は2010年には667件であったが、2019年には1,311件まで増加した。しかし、新型コロナウイルス感染症流行もあり、2020年には1,092件と減少した。

第4章 心肺蘇生の実際

■ 1. 一次救命処置

　一次救命処置（BLS = Basic Life Support）とは、心肺停止傷病者に対して行われる心肺蘇生（胸骨圧迫と人工呼吸：CPR）とAEDによる処置、心停止に至る可能性の高い異物による気道閉塞（窒息）に対してまず行われる救命処置である。BLSで行うべき処置の多くは、一般市民が行うことができる。万が一、心停止に至った場合には、BLSを早期かつ効果的に行いつつ、必要に応じて医療機関で行われる高度な救命処置（二次救命処置）につなげる必要がある。

　BLSの要素のうち、胸骨圧迫と人工呼吸を組み合わせた心肺蘇生は、特別な器具を必要と

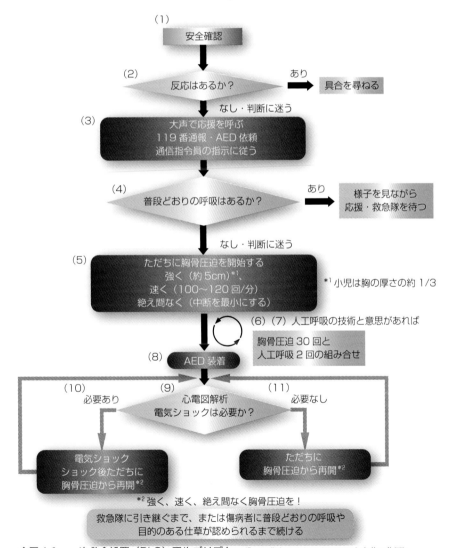

◆図4-1　一次救命処置（BLS）アルゴリズム　（「JRC蘇生ガイドライン2020」を基に作図）

せず誰もがすぐに行える処置である。もう一つの要素である AED を用いた電気ショックの実施も増加傾向にある。これらの要素を迅速・円滑に組み合わせることで、心停止傷病者の社会復帰に対して大きな役割を果たす。

BLS のアルゴリズム（手順）を図 4-1 に示す。アルゴリズムの脇に示した数字は、次節の解説番号と対応している。

■ 2. 心肺蘇生の実施手順

（1）安全確認

周囲の安全を確認する。救助者自身の安全を確保し傷病者を増やさないことは、傷病者を助けることよりも優先される。傷病者が倒れている現場が安全かどうかを確かめ、二次事故（災害）等の危険性がなければ反応（意識）を調べる。

（2）反応はあるか？

人間は意識があると、外からのさまざまな刺激に対して反応する。意識が正常であれば、たとえば「今日は何月何日ですか」とか「ここはどこか」という問いかけにも正しく答えられる。意識に問題がある場合、大声で呼びかけたり、痛み刺激を加えても、眼を開けるなどの反応や目的のある仕草をしない。全く反応がない場合、心停止している可能性が高い。

意識を失って倒れている人（傷病者）に対して、以下の手順でアプローチをする。

傷病者の肩を軽く叩きながら、耳元で大きな声で呼びかける（図 4-2）。何らかの反応や目的のある仕草がない場合には心停止の可能性がある。反応の有無についての判断に迷う場合も、「反応なし」とみなして、119 番通報と AED の手配を行う。

反応があり、会話が可能であればどこが具合が悪いかを尋ね、傷病者の望む姿勢にして安静を保つ。ただし路上など危険な場所にいる場合は、安全な場所に移動させる。

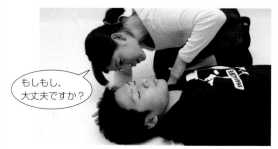

◆図 4-2　反応はあるか？
傷病者の耳元で大きな声をかけ、肩を軽く叩いて反応があるかを確認する。

（3）119 番通報＋ AED 依頼

傷病者の反応がない場合は、大声で叫んで周囲の注意を喚起し、周囲の者に 119 番通報と AED の手配を依頼する（図 4-3）。その際、救助者はできれば目の前の傷病者からは離れずに、協力してくれる人に「あなたは 119 番通報をお願いします」「あなたは AED を持ってきてください」と具体的に指示をする。

119 番通報する際は落ち着いて、人が倒れている等の状況を伝える。通信指令員の問い掛けに従って、具体的な場所や傷病者の状況（年齢や倒れた様子、反応の有無、顔色など）を伝え

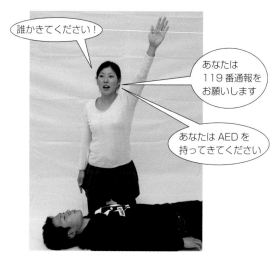

◆図 4-3　大声で応援を呼ぶ
協力してくれる人に、119 番をかけて救急車の要請と近くに AED があれば持ってきてもらうよう依頼する。

る。心肺蘇生法に自信がなくても通信指令員が指導してくれる。可能であれば電話のスピーカーモード（両手を空けることができる状態）等を活用すれば指導を受けながら胸骨圧迫が可能である。救助者が一人だけで、近くにAEDがあることが分かっている場合もまず119番通報し、その後AEDを持ってくる。わからなければ通信指令員の指導に従う。

（4）普段どおりの呼吸はあるか？

傷病者に反応がない場合には、胸と腹部の動きに注目して呼吸を確認する（図4-4）。呼吸がない、または普段どおりの呼吸がない場合は、心停止と判断し、ただちに胸骨圧迫を開始する。呼吸の確認は10秒以内に行う。呼吸の状態がわからないときや判断に迷うときも、ためらわずただちに胸骨圧迫を開始する。

死戦期呼吸とは、喘ぐような、しゃくりあげるような不規則な呼吸であり、心室細動など心停止直後にしばしば観察される。この死戦期呼吸を見て、「息をしている」と誤った判断をして、そのまま様子を見てはいけない。ただちに胸骨圧迫、そして必要ならAEDによる電気ショックを施行しなくてはいけない。

反応がないが普段どおりの呼吸をしている傷病者に対しては、様子をみて、可能であれば、側臥位（横向き）にして、吐物を口から吐き出しやすいようにしておく（回復体位　図4-5）。また傷病者がその後心停止になるおそれがあるので、呼吸の状態を観察しておく。

【参考までに】

医療従事者や救急隊員は、呼吸の確認時に、気道の確保を行い、さらに頚動脈を触診して脈拍の有無を確認する。しかし頚動脈で脈拍を触診することは大変難しい。実際に一般市民を対象に、脈を触れてみて、循環の判断が正しく判定できるかのテストを行ってみると、脈が触れない場合に、

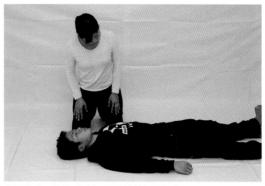

◆図4-4　普段どおりの呼吸があるか？
普段どおりの呼吸があるかを観察するため、10秒以内で傷病者の胸と腹部の動きをみる。

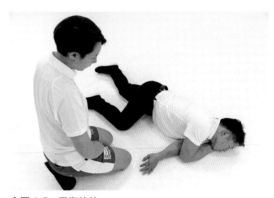

◆図4-5　回復体位
傷病者を安定した側臥位（横向き）の姿勢にする。気道を開通させ、吐物等に注意しながら観察を継続し、応援・救急隊を待つ。

頚動脈を触診して"脈が触れない"と正解する者の割合は10％と非常に低かった。一方で、脈が触れる場合に"脈が触れる"と正解する者は40％と、いずれも正解率が悪かった。その結果、2000年のガイドライン以降では、一般市民は、心停止確認のために頚動脈の触診をするべきではないとされた。傷病者に呼吸は観察されないが、脈拍を認める場合は、人工呼吸を行う。脈拍は頻繁に確認し、触診できなくなったときには、速やかに胸骨圧迫を開始する。

（5）胸骨圧迫を開始する

　救助者は、心停止の傷病者に質の高い胸骨圧迫【**強く**（約5cm沈む力で）、**速く**（1分間に100〜120回のテンポ）、**絶え間なく**（中断を最小にする）】をすることが重要である。複数の救助者がいる場合は、救助者が互いに注意しあって、胸骨圧迫の部位や深さ、テンポが適切に維持されていることを確認する。

　胸骨圧迫をより効果的に行うために、傷病者を硬い床や地面の上に仰臥位（仰向け）で寝かせた方がよい。救助者は傷病者の胸の横にひざまずき、傷病者の胸骨の下半分（図4-6）に、手掌基部（手のひらの付け根）を当て、もう一方の手はその手を覆うように重ねる（あるいは組む（図4-7、4-8））。

　胸骨圧迫では、手のひら全体で行うのではなく、手掌基部（手のひらの付け根）だけに力が加わるように、胸を真上から垂直に押し込む。傷病者の胸壁が約5cm沈むように圧迫する。ちょうど胸骨と脊柱の間で心臓をはさみ込むイメージである。毎回の圧迫と圧迫の間では、胸壁への力を完全に解除し、胸を完全に元の位置（押されていない時の状態）に戻す。胸壁が少しでも押されていると、胸腔内圧の変化が小さ

くなるために、静脈血が心臓に還りにくくなる。ただし、圧迫を解除した際に手が胸から離れると、圧迫位置がずれることがある。圧迫の位置が異なることや、過剰な強さの圧迫は、肋骨、肋軟骨または胸骨などの骨折や内臓損傷等の合併症をきたすため注意をしなければならない。

　圧迫は1分間あたり100〜120回のテンポで30回連続、中断を最小にして行う。救助者が実際にこのテンポを維持して胸骨圧迫を行うことが、心拍再開、血行動態の上でもっとも効果的であり、救命においては非常に重要である。しかし、このテンポを維持しながら正確に胸骨圧迫を行うことは難しいため、携帯型のメトロノームやメトロノームのアプリケーションをインストールしたスマートフォン等を利用することが推奨される（図4-9）。

（6）気道確保

　救助者が人工呼吸の訓練を受けており、それを行う技術と意思がある場合は、胸骨圧迫と人工呼吸を30：2の比で繰り返し行う。傷病者の意識がない場合には、舌の根本が咽頭の方に落ち込み（舌根沈下）、空気の通り道（気道）を塞いでしまう（図4-10左）。人工呼吸を行う際には気道確保を行う必要がある。気道確保は頭部後屈あご先挙上法で行う。

　まず、傷病者を仰臥位（仰向け）で寝かせる。次に、救助者の片手を傷病者の額に当て、頭部を後方に反らせる（頭部後屈）。さらに、もう片方の手の人差し指と中指をあご先に当てた状態で押し上げる（あご先挙上）。この一連の動作を行うと、舌根によって閉塞されていた気道が開通され気道確保される（図4-10右、図4-11）。

（7）人工呼吸2回

　人工呼吸では息の吹き込みを2回行う。1回の換気量の目安は人工呼吸によって傷病者の胸の上がりを確認できる程度とし、過大な換気は

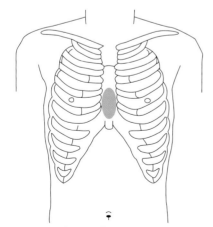

◆図4-6　胸骨圧迫の手の位置
傷病者の胸骨の下半分に、手掌基部を当てる。

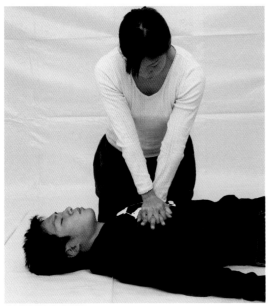

◆図4-7 胸骨圧迫の手の重ね方
圧点に手を置いたら、もう一方の手は下の手を覆うように重ねる、あるいは組む。

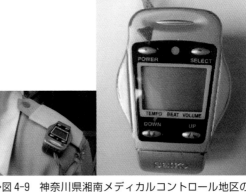

◆図4-9 神奈川県湘南メディカルコントロール地区の救急隊で実際に使用されている携帯型メトロノーム
この地区の救急隊では胸骨圧迫のテンポを厳格に守るため、客観的に判断できるメトロノームを採用している。あらかじめ設定されたテンポ（毎分100回）で電子音が鳴る。その電子音に合わせることで、胸骨圧迫を正確に行うことができる。
［注］本製品は救急医療用に作られたものではなく、楽器練習用・音楽用に設計・販売されているものである。

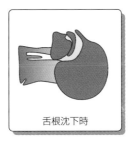 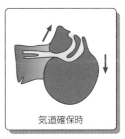

舌根沈下時　　　気道確保時

◆図4-10 気道の閉塞と気道の確保
左図では、意識障害があるとき、舌が喉の奥に落ち込んで（舌根の沈下による）気道を塞いでいる。それに対して、頭部後屈と顎先挙上を行うことにより、右図のように気道が確保される。

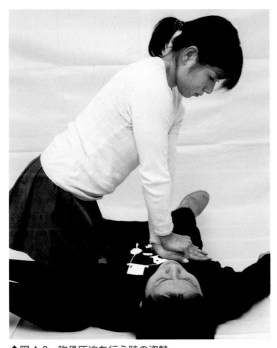

◆図4-8 胸骨圧迫を行う時の姿勢
傷病者の胸壁に置いた救助者の手、腕、肩が横から見て垂直になるように前に乗り出して圧迫を行う。

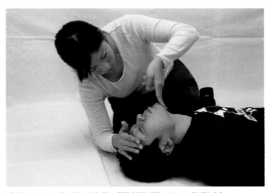

◆図4-11 気道の確保（頭部後屈、あご先挙上）
このポジショニングにより、落ち込んでいた舌根は喉の奥から離れて、気道を開通させることができる。

避ける。また、1回の送気は約1秒かけて行う。

　吹き込みを行う際、傷病者の頭部後屈とあご先挙上により気道を確保したまま、額を押さえている方の手の親指と人指し指を使って傷病者の鼻をつまみ、救助者の口で傷病者の口を覆い吹き込む息が漏れ出ないように呼気を吹き込む。息を吹き込んだら、一度口と鼻のつまみを離す。このとき傷病者の口や鼻から息がもれ出てくる。その後、再度傷病者の口を覆って、鼻をつまみ息を吹き込む。

　1回目の吹き込みで傷病者の胸が十分に上がらなかった（吹き込みが不十分だった）場合や、吹き込むときに抵抗を感じた場合には、気道確保が的確に行われているかを確認し、2回目の吹き込みを行う。しかし、吹き込みは2回までとし、胸骨圧迫の中断を最小限にする。胸骨圧迫比率（CPR時間のうち、実際に胸骨圧迫を行っている時間の比率）は最低でも60%とすることが推奨されている。そのため、2回の吹き込みに伴う胸骨圧迫の中断時間は10秒未満とすることが望ましい。

　人工呼吸において確実に気道が確保されていない場合や、呼気を吹き込む量が多すぎたり、吹き込む勢いが強すぎたりすると、吹き込んだ息は気道ではなく食道を通り、胃へと流れ込みやすくなる。胃が空気で膨満すると横隔膜が胸の方へ押し上げられるため、肺が膨らみにくくなり、換気に障害をきたす。また、吹き込まれた息によって胃が膨満することは、胃の内容物が傷病者の食道や口腔内に逆流する原因となる。逆流した胃の内容物が喉頭から気管、肺へ流れ込んでしまうこともあるため、こういった合併症を防止し、より効果的な心肺蘇生を行うためにも、気道確保は適切に行われなければならない。人工呼吸では感染予防のために可能な限り感染防護具（レサシテーションマスクやフェイスシールド（図4-12）、感染防止用手袋

等）を使用する。傷病者に危険な感染症（疑いを含む）がある場合、あるいは傷病者の身体が血液で汚染されている場合には確実に感染防護具を使用すべきである

　胸骨圧迫、あるいは胸骨圧迫と人工呼吸を続けて行うと救助者は体力を消耗する。救助者が疲労してくると胸骨圧迫の質が低下するために、可能であれば1〜2分で救助者の交代をする。

　もしも複数の救助者がいるのであれば胸骨圧迫を継続して行うために、胸骨圧迫と人工呼吸をそれぞれ別の救助者が担当する方法もある。また、AED装着を別の救助者が行う等、作業を分担することで救助者の疲労に伴う胸骨圧迫の質の低下を防止できる。なお、交代の際には、圧迫の中断が最小になるように配慮する。

（8）AEDの使用

　AEDが到着したらすみやかに電源を入れて、電極パッドを貼付する。まず、AEDの電源を入れる（図4-13）。AEDには蓋を開けると自動的に電源が入るタイプと電源ボタンを押す必要のあるタイプとがある。電源がONになるとAEDから自動的に音声メッセージが流れ、救助者が次に行うべきことを指示してくれる。電源を入れたあとは、音声メッセージと点滅するボタンに従って進めればよい。

　次に、傷病者の前胸部の衣服を取り除く。AEDのケースに入っている電極パッドを収納袋から取り出す。そして、傷病者の胸に2枚の電極パッドを装着する。装着位置は電極パッドや収納袋にイラストで描かれているので確認し、一枚は胸の右上（鎖骨の下で胸骨の右）、もう一枚は胸の左下側（脇の下から5〜8cm下、乳頭の斜め下）に装着し、心臓を右上から左下方向にはさむような形にする（図4-14）。

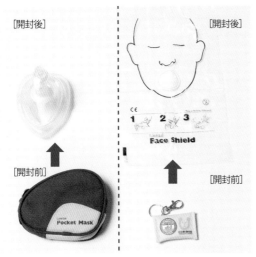

◆図4-12　フェイスマスクとフェイスシールド
左がフェイスマスク。右がフェイスシールド。簡易サイズに折りたたまれ、携帯できるサイズになっている。

【注意】

・電極パッドと皮膚は密着させるように注意する。一部分が皮膚から浮いていると電気が十分に伝わらなかったり、熱傷を起こすことがある。

・電極パッドの装着不良の場合は、AEDから「電極パッドを貼ってください」「接触が不良です」等の音声メッセージが流れるので、しっかり密着させて貼り付ける。

・溺者の場合は、電極パッドを貼る前胸部が濡れている場合がある。この場合、体の表面に電流が逃げてしまい、電気ショックのための電気エネルギーが減弱してしまう。乾いたタオル等で前胸部の水分をしっかり拭かないといけない。背中や地面が濡れたままでも問題はない。なお、溺者を横たえる場所については、海水で溺者が濡れないような場所が望ましい。

・もし左右のどちらか、鎖骨の近くに、直径4 cmくらいの平たく硬いふくらみを見つけたら、それは心臓ペースメーカーであることが考えられる（図4-15）。この場合、少なくともそのふくら

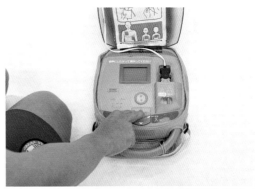
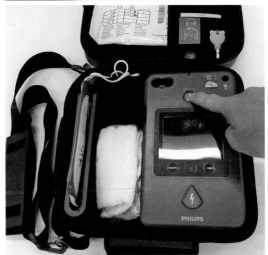

◆図4-13　AEDの電源を入れる
AEDには蓋を開けると自動的に電源が入るタイプ（上）と電源ボタンを押す必要のあるタイプ（下）とがある。

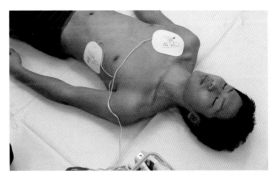

◆図4-14　AEDの2枚の電極パッドを傷病者の胸に装着する
電極パッドは、心臓を右上から左下方向へはさむように、1枚は胸の右上（鎖骨の下で胸骨の右）、もう1枚は胸の左下側（乳頭の左斜め下）に装着させる。

みを避けて少し離れたところに電極パッドを貼る。

・ニトログリセリン、ニコチン、鎮痛剤などの貼り薬や湿布薬を電極パッドの貼る位置に見つけたら、まず、はがし、その上をタオルなどで拭き取ってから、電極パッドを貼る。貼り薬の上から電極パッドを貼ると電気が十分に伝わらなかったり、熱傷を起こしたりすることがある。

・女性の胸を露出させることはためらいがちだが、電極パットを正しく装着することを優先させる。しかし出来る限り人目にさらさない配慮も大事である。

（9）AED による心電図解析

引き続き、AED が心電図解析を行う。この解析には数秒間を要する。このとき、正確に心電図を解析するため、救助者は傷病者から離れて、触れたり、揺らしたりしてはならない。また、胸骨圧迫は電気ショックが終わる、もしくは指示があるまで中断する。

（10）AED による電気ショック 1 回

もし、心電図解析の結果が心室細動あるいは無脈性心室頻拍であれば、AED は「電気ショックが必要です」と救助者にメッセージを出す。電気ショックの必要があるときには AED は自動的に充電を開始するため、充電完了を待ち、電気ショックのボタンを押す。

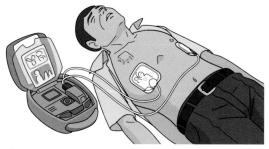

◆図 4-15　心臓のペースメーカーがある場合の電極パッドの装着

【注意】

AED の機種によっては、電気ショックのための充電が完了すると、連続音や電気ショックのボタンが点滅するものもある。また自動的にショックが実施されるオートショック AED もある。オートショック AED は、充電完了後のカウントダウンまたはブザーの後に自動的に電気ショックが行われる。その際、傷病者から離れるのが遅くならないように十分注意する。

このとき、周囲の人および自分が傷病者に接触していないか、声を出しながら確認する（図4-16）。傷病者に誰かが触れたままで電気ショックを行うと、その者が感電して事故の原因になる。誰も接触していないことを確認した上でショックボタンを押して電気ショックを行う（図4-17）。電気ショック後は、音声の指示を待たずにただちに胸骨圧迫 30 回、人工呼吸2 回を 1 サイクルとし、2 分間（約 5 サイクル）行い、その後、再び AED が心電図の解析を行う。依然として電気ショックの必要があれば、AED による電気ショックを再度行い、胸骨圧迫、人工呼吸を繰り返し行うことになる。

（11）AED「電気ショックの必要なし」の意味

AED が「電気ショックの必要がない」と判定した場合には良い意味と悪い意味とがある。

良い意味というのは、心臓の本来の電気的活動が回復し、心拍が再開したときである。傷病者に普段どおりの呼吸が観察されれば、回復体位にして、引き続き傷病者の容態の変化に注意を払いながら観察を続ける。

悪い意味というのは、電気ショックの適応ではない、心静止、もしくは無脈性電気活動（PEA）に移行した場合である。傷病者が普段どおりの呼吸ではないときは、ただちに心肺蘇生を継続する。

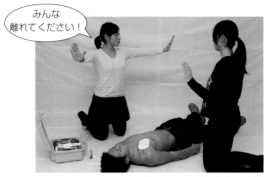

みんな
離れてください！

◆図4-16　AEDで心電図を解析するとき、傷病者に自分も含めて誰も接触していないことを確認する

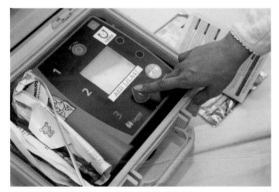

◆図4-17　電気ショックのボタンを押す

（12）AEDの電極パッドと電源の扱い

　AEDによる電気ショックを行い、普段どおりの呼吸が回復したとしても、再び、傷病者が心停止に陥ることもあり、その場合には再度AEDが必要になる。そのため、たとえ傷病者が回復したとしても、救急隊に引き継ぐまでは、傷病者に装着したAEDの電極パッドは貼り付けたままで、電源も入れたままにしておかなければならない。

（13）心肺蘇生を中止してよい条件

　次の3つの場合、心肺蘇生を中止してよいが、それ以外は原則として継続する。
①心肺蘇生を行っている最中に、傷病者が目的のある反応（救助者の手を払いのけるなど）やうめき声などが認められるようになった場

合、さらには普段どおりの呼吸が確認できるようになった場合。このときは回復体位をとり、注意深く観察を続ける。
②救急隊など心肺蘇生を引き継げる人が到着した場合。救急隊に心肺蘇生を引き継ぐ際、「いつ心停止が発生したか？」「目撃者（倒れたのを見た、または倒れた音を聞いた人）がいるか？」「どんな状況で発生したか？」「いつ心肺蘇生を開始したか？」「電気ショックを実施したか？（実施した場合は、その時刻や回数等）」「傷病者の氏名、年齢は？」等の情報があれば伝える。日本ライフセービング協会では、海浜等のパトロール現場で「傷病者記録票」（図4-18）を活用している。これにより救急隊との引き継ぎが円滑になり、救急隊の早期出発による医療機関への搬送時間の短縮が期待されている。
③救助者自身に疲労や危険が迫り、心肺蘇生の実施やAEDの使用が困難になった場合。救助者自身の安全を確保し傷病者を増やさないことは傷病者を助けることよりも優先される。

（14）胸骨圧迫のみの心肺蘇生

　人工呼吸の技能が十分でなく、そのために胸骨圧迫の中断が不必要に長くなる場合、あるいは感染の恐れなどで人工呼吸ができない場合には、胸骨圧迫のみの心肺蘇生を確実に行う。

●新型コロナウイルス感染症流行期への対応

　新型コロナウイルスは、飛沫、エアロゾルあるいは接触によって感染するとされている。そのため、反応や呼吸の確認の際は、あまり顔を近づけすぎないようにし、心停止した傷病者に対しては、胸骨圧迫のみの心肺蘇生を行うことを基本とし、人工呼吸は行わない。しかし、胸骨圧迫のみでもエアロゾルの発生につながるため、胸骨圧迫前に傷病者の口と鼻を、マスクで覆い、極力エアロゾルの拡散を防ぐ。傷病者に

1 救急隊配布用　傷病者記録票

			現在月日			年	月	日

ふりがな				電話番号		ー　　ー		
氏　名			男女	生年月日		年　　　月　　　日生（　　才）		
住　所								

既往歴等	病院名		病名・診断名	救急車同乗者	氏　名			御関係
	病院							
	病院							

その他記述欄:

事故発生場所:

観察開始時刻	：	JCS意識レベル		RR呼吸	回/分	HR脈拍	回/分	BP血圧	／ mmHg	BT体温	℃
事故発生時刻	：	目撃　　有・無		CPR開始時刻	：	EAR人工呼吸実施　有・無		AEDショック回数　回実施			

※個人情報のため取り扱い注意　　　　　　　　　　　　　　　　日本ライフセービング協会

◆図 4-18　傷病者記録票

マスクを装着する際には救助者はマスクを着用し、感染防止に十分注意する。

なお小児に対しては、人工呼吸の技術を身に着け、人工呼吸を行う意思がある場合には、胸骨圧迫と人工呼吸を組み合わせて行う。

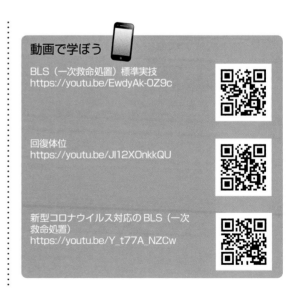

動画で学ぼう

BLS（一次救命処置）標準実技
https://youtu.be/EwdyAk-OZ9c

回復体位
https://youtu.be/Jl12XOnkkQU

新型コロナウイルス対応の BLS（一次救命処置）
https://youtu.be/Y_t77A_NZCw

第5章 小児・乳児への心肺蘇生

■ 1. 小児・乳児への一次救命処置

小児や乳児を抱えた親や保育士等には、小児・乳児に対するBLSを身に付けておく必要性が高い。

一般市民が小児・乳児に対して行う一次救命処置（PBLS＝Pediatric Basic Life Support）は、成人の場合と基本的には同じBLSアルゴリズム（図4-1、p.13）で進める。しかし小児・乳児に対する心肺蘇生は、年齢により身体の大きさ、体型が異なるために多少の相違点がある。

出生後から思春期までの子ども（目安としてはおおよそ中学生までを含む）を広く小児という。そのうち1歳未満の子どもを乳児という。小児と成人の区切りは思春期頃とするのが妥当とされているが、体格には個人差があるので、年齢による区分はおおよその目安と捉える。

小児の心停止の原因の多くは、気道や呼吸のトラブル（呼吸原性：呼吸器系の障害）によって体内に酸素を取り込むことができないことで発生するため、低酸素状態のことが多い。したがって、もし小児・乳児が心停止であれば、迅速な胸骨圧迫とともに準備ができ次第、人工呼吸をいち早く行うことが救命処置上、重要な意味をもつ。

■ 2. 事故防止の重要性

厚生労働省「人口動態統計2020」、消費者庁「子どもの不慮の事故の発生傾向2020」によると、わが国における子ども（0〜14歳）の死因はどの年代でも不慮の事故が上位を占める。その要因は、窒息、交通事故、溺死および溺水が多い。多くの事故は防止可能であり、これによる心停止を未然に防ぐことが重要である。

（1）交通事故

2歳以上の不慮の事故の1位は、交通事故である。近年は減少傾向にあるが2019年では68人が亡くなった。未就学児では歩行中、自動車乗車中が多いが、小学生以上は自転車乗車中が多くなる。自転車同乗中および運転中にヘルメットの着用によって大きな外傷を防ぐことができる。

（2）窒息（誤えん・誤飲 ベッド内）

0歳の不慮の事故は、窒息、特にベッド内での不慮の窒息が圧倒的に多い。1歳以上になるとベッド内より食物の誤えん（気道に異物が入ること）が増加する。ピーナッツやブドウ、キャンディーなどの誤えんにより気道閉塞を起こしたり、医薬品、電池、タバコ、洗剤などの誤飲（食道に異物を飲みこむこと）も発生しており、一緒に住んでいる家族への注意喚起などが必要である。

（3）溺水

2歳以下では浴槽内、3歳以上になると自然水域での溺水が多い。未就学児のいる家庭内では風呂場の扉の鍵の位置を高くしたり、浴槽に水を貯めておかないなど様々な可能性を想定した防止策が必要である。一方、自然水域では、監視の徹底（KEEP WATCH）、遊泳時のライフジャケットの着用をはじめ、教育機関や地域社会における水辺の事故防止プログラムの普及が重要となる。日本ライフセービング協会ではウォーターセーフティ（Water Safety）プログラムの普及によって水辺の事故ゼロを目指した水辺教育を展開している。

■ 3. 実施上の留意点

（1）胸骨圧迫

胸骨圧迫において、手の位置は、小児では成人と同じ胸骨の下半分（図4-6、p.16）とし、乳児では両乳頭を結ぶ線の少し足側を目安として胸骨の下半分を圧迫する。圧迫の強さは、乳児・小児ともに胸の厚みの約1/3とする。成人

と同様に圧迫のあとはすみやかに力を緩め、胸が元の高さに完全に戻るように圧迫を解除する。小児では、両手または片手で行い、乳児は2本指で行う（図5-1）。圧迫のテンポは100〜120回/分で行い、胸骨圧迫の中断は最小にとどめるべきであることは成人と同様である。

成人と違うのは、小児の心停止の原因の多くが呼吸原性であり、人工呼吸による酸素化（血液の酸素濃度の改善）をできるだけ早く行うことである。すなわち、最初に普段どおりの呼吸がないことを確認したらただちに胸骨圧迫を開始するが、人工呼吸用感染防護具の準備ができ次第、気道確保を行い、2回の人工呼吸を行うことである。その後は30回の胸骨圧迫と2回の人工呼吸を繰り返す。

（2）気道確保

気道確保の方法は、成人と同様、頭部後屈あご先挙上法で行う。

（3）人工呼吸

人工呼吸については、乳児では口と鼻の距離が短いので、救助者は口で乳児の鼻と口の両方を覆うようにして1秒かけて息を吹き込む（口対口鼻人工呼吸法）。覆えない場合は鼻をつまむ。また、胸郭が小さく、肺の容量が小さいので、胸の動きや膨らみを見ながら吹き込む量を調整する必要がある。なお、胸骨圧迫と人工呼吸の比については、救助者が1人のときは成人と同様、30：2、救助者が2人で行うときは15：2である。

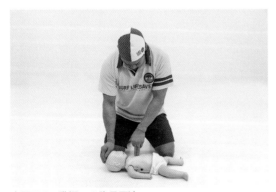

◆図5-1　乳児への胸骨圧迫

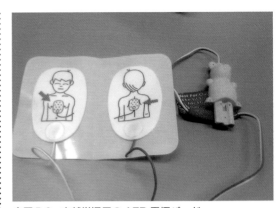

◆図5-2　未就学児用の AED 電極パッド
成人向けの AED でも使用できるように、未就学児用電極パッドの導線には電気抵抗を大きくするためのコンデンサーが取り付けられている。これによって、AED から電極パッドに流れるエネルギーが減衰される。

（4）AED の使用

小児の場合も、AED の使用対象となる。未就学児用の電極パッドがあればそれを用いる（図5-2）。6歳までの未就学児に対しては、エネルギー減衰機能付き未就学児用パッド、または未就学児用モードに切り替えて用いる。この未就学児用電極パッドがない場合は小学生〜成人用で代用してもよい。パッドの貼付位置は成人と同様か、もしくは前胸部と背部に貼付することで心臓をはさむ。小学生〜成人用パッドを用いる際は、パッドが重ならないように注意する。乳児においても AED の使用は認められており、躊躇なく使用するべきである。未就学児用パッドを使用するが、小学生から大人用しかない場合でもためらわずに使用する。

動画で学ぼう

小児に対する
一次救命処置
（PBLS）
https://youtu.be/KzdCpnlEnGE

乳児に対する
一次救命処置
（PBLS）
https://youtu.be/G1g36KWXyYQ

第6章 気道異物除去

■ 1. 異物による窒息の危険性

　気道に異物が詰まると、呼吸ができなくなり、窒息してしまう。これは緊急事態である。たとえば、お正月の頃にお餅が喉に詰まって窒息死してしまう事故はこの類である。異物をいかに短時間で取り除けるかが生死を分ける。

■ 2. 異物除去の方法

（1）異物による窒息とその対応—気道異物への対応手順

　気道異物による窒息を疑った場合には、ただちに大声で助けを呼ぶようにする。この時、傷病者の声が出ないか有効な咳ができない時には、119番通報を依頼する。

　声が出るか有効な咳をしている時には、それを続けるように促すが、乳児では液状物による窒息が多いため側臥位にするのがよい。しかし、咳が長く続くようであればためらわずに、

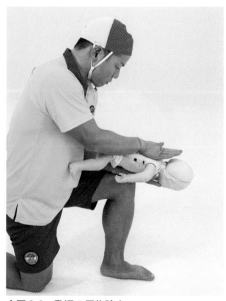

◆図6-1　乳児の異物除去

119番通報をする。

　声が出ない場合や有効な咳ができない場合、あるいは当初は咳をしていてもできなくなった場合には、成人や小児（1歳以上）では、まず背部叩打を行う。背部叩打で異物が除去できなかった場合は、腹部突き上げを行う。なお、乳児（1歳未満の小児）では、腹部突き上げは行わず、頭部を下げて背部叩打と胸部突き上げを組み合わせて繰り返す。

　いずれの年齢でも反応がなくなった場合には、ただちに心肺蘇生を開始し、119番通報とAEDを依頼する。そして、異物除去や胸骨圧迫を行っている途中で、傷病者の口腔内に異物が見えた場合は指で取り除くことを試みてもよいが、異物が見えない場合には無理に指による掻き出し（フィンガースイープ法）を行ってはならない。

（2）咳と背部叩打法

　異物を取り除くもっとも効果的な方法は傷病者自身の咳である。傷病者に咳を促す意味と直感的で手技も容易であり、害も少ないと考えられるため、腹部突き上げに優先して背部叩打を行う。なお、乳児の場合、液状物が窒息の原因となっていることが多いので、側臥位にするか救助者の片手に乳児をのせ、頭をやや低くして、救助者のもう片方の手で背中を叩くのもよい（図6-1）。

（3）腹部突き上げ法（ハイムリック法）

　救助者は、傷病者を後ろから抱きかかえるようにする。その際に傷病者のみぞおちのあたり（剣状突起と臍のあいだ）に手拳を当て、もう一方の手でその手拳を覆うようにする。その上で、救助者は自分の両手腕を引き上げるように、傷病者の腹部を瞬間的に圧迫する（図6-2）。な

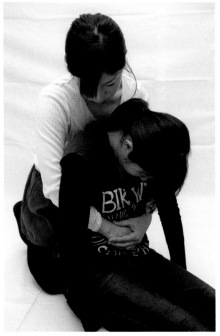

◆図6-2　異物の除去：腹部突き上げ法（ハイムリック法）

お、明らかに妊娠している女性や高度な肥満者、乳児に対してこの方法を用いてはならない。

（4）胸部突き上げ法

　腹部突き上げ法の手の位置を胸骨圧迫と同じ部位にして行う。これは肥満で効果的な腹部圧迫ができない傷病者や、妊婦、乳児の場合に行う方法である。

（5）指による掻きだし法（フィンガースイープ法）

　救助者が指を使い口腔内の異物を直接掻きだす方法である。意識のない成人や1歳以上の小児で気道異物除去に有用である。この方法は異物が目に見えている（視認）状態でのみ実施する。

　これらの手技は単独で行うよりも、異なる手技を組み合わせて行う方が効果的とされている。意識のある成人や1歳以上の小児の気道異物による窒息では、背部叩打法のほかに、腹部突き上げ法、胸部突き上げ法も試みるべきである。そして、窒息が解除できるまで、迅速に繰り返し実施する。

気道異物による窒息

　厚生労働省の「人口動態統計」（2020年）によると日本における不慮の事故による死亡数は年間38,133人と報告されており、そのなかで「不慮の窒息」による死亡数は7,841人と上位を占める。他「転倒・転落」9,585人、「不慮の溺死および溺水」7,333人、「交通事故」3,718人となっている。「不慮の事故の種類別にみた年齢別死亡数百分率」（2020年）によれば、0歳では「不慮の窒息」だけで72.4％、1〜4歳では36.8％、5〜9歳では8.2％となっている。また45〜64歳では16.5％、65〜79歳では19.0％、80歳以上では22.7％と年齢が上がるにつれて割合が高くなる。

　このように窒息について、気道異物によるものは10〜50代くらいの青年から壮年層に発生することはまれであり、特殊な疾患がない限り、乳児か高齢者に限られているといっても過言ではない。なお、窒息の原因になる異物の種類は、年齢によって異なる特徴がある。乳児では口に入るものは玩具にしても食品にしても原因となりうる。特にピーナッツの場合、肺炎を起こすことはよく知られている。また、高齢者では餅や肉、スジのある刺身、果物といった噛み切ることが容易でない、飲み込みにくい食品が多い。実は、窒息事故の対処としての異物除去の方法よりも窒息事故を予防することこそが重要なのである。幼少児のまわりに、口に入れられるようなものは置かない、高齢者では窒息の原因となるような食材は細かくみじん切りして調理し提供するなどの工夫が求められる。

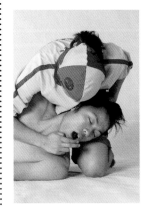

◆図6-3　吐物の除去
頭部を保持する救助者は溺者の口をやや下に向けたままで頭部を保持し、足側に位置する救助者は指を用いて吐物を除去する。口内に吐物が溜まっている場合は、溺者の口角を引き下げると流れ出る。心肺蘇生の中断はなるべく短くなるよう、速やかに吐物の除去を終える。
救助者が1人の場合は、頭部を保持しながら、顎側の手で吐物を除去する。

第7章 溺水事故での心肺蘇生

■ 1. 溺水事故での心肺蘇生の留意点

溺水事故には初心者の水に対する恐怖心や熟練者の水に対する過信、体調不良や疲労、基礎疾患、飲酒、自然環境（気象・海象、地形など）の変化などがその要因として挙げられる。水中で呼吸停止および心停止に陥った場合、水のなかでは確実な心肺蘇生が難しいため、まずは可能な限り速やかに（3分以内に）陸上へ引き上げることが救命の上で望ましい。しかし海や河川、湖などの自然水域で水中に入っての救助は大きな危険を伴う。ライフセーバーや消防、海上保安庁など公的救助機関に任せるのが原則になる。

小児、若年者では単純な溺水が多い。溺水によって心停止になった場合、その病態の本質は低酸素血症である。したがって、溺水による心停止の場合には、人工呼吸による血液の酸素化により低酸素血症を解消することが重要である。

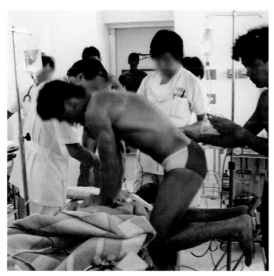

◆図7-1 心肺蘇生の実際

日本ライフセービング協会に集められた過去の報告書を検討すると、水中において「普段どおりの呼吸なし」と評価された場合、水中での人工呼吸により、呼吸が回復した例があった。熟練した救助者は、安全な状況で確実な対応が可能であるならば、レスキューチューブやレスキューボード等を使用し、溺者の頭部をしっかりと水上に出した状態で2回程度の人工呼吸を行う。ただし水中で人工呼吸を行うことができたとしても、ただちに溺水者を陸上へ引き上げ、確実な心肺蘇生を開始することが重要である。

陸上へ引き上げたら、BLSアルゴリズム（図4-1、p.13）に沿って心肺蘇生を行う。

■ 2. 溺水事故での吐物への対応

溺水者に対して心肺蘇生を行っていると、胃の内容物が口腔内に逆流し、溢れてくることが多い。心肺蘇生中に確実に気道が確保されていないと、人工呼吸による送気が気管よりも、食道から胃に多く流れ込むことになる。その結果、胃が膨満して、胃内容物が口腔内へ逆流する。口腔内に逆流した異物が認められた場合には速やかに胸骨圧迫を中断し、溺水者を側臥位にして異物を口から排出させる。できるだけ短時間のうちに異物を除去したら、再び溺水者を仰臥位にし、胸骨圧迫を（30回の最初から）再開する。

■ 1. ファーストエイドの基本的な考え方

　ファーストエイドとは、急な病気やけがをした人を助けるためにとる最初の行動であり、人の命を守り、苦痛を和らげ、それ以上の悪化を防ぎ、回復を促す対応のことをいう。実施する際に以下を注意する。

①安全確認

　傷病者だけではなく、救護者自身の安全が確保されている状態で救護に臨む必要がある。特に事故現場や災害現場では、周囲の環境観察を行い、二次事故の可能性がある場合は搬送を優先する必要がある。交通事故や転落など一見して大事故で重傷である場合には、早期に119番通報をすることが大切である。

②感染防御

　感染予防のために手袋（プラスティック、ゴム）やマスク、ゴーグル等を装着する必要がある。準備ができない場合、手袋はビニール袋（図8-1）、ゴーグルはサングラスを代用してもよい。

③自己紹介と救護の同意・医療機関への受診

　傷病者を発見したら救護者から自己紹介（応急手当の講習を受講済等）を行い、手当の同意を

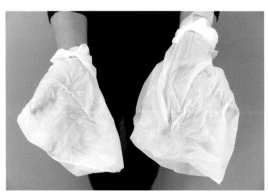

◆図8-1　ビニール袋を用いた感染防御対策

得る必要がある。また、救急隊への引き継ぎが不要な場合は、医療機関への受診を勧めることを忘れてはならない。

■ 2. 傷病者の観察

　傷病者は、常に反応がないとは限らず、むしろそのような状況の方が少ない。

　ここでは、観察の際に必要な反応（意識）とバイタルサイン（生命の徴候：呼吸、脈拍、血圧、体温）について解説する。

①反応（意識）

　「どうしました？」等の呼びかけを行い、傷病者の反応を確認することで大まかな意識状態を把握することができる。適切な応答があれば「意識良好」と判断できるが、受け答えが不明瞭（現在地が言えない等）な場合は、「意識障害有り」と判断される。

②呼吸

　呼吸運動（胸や腹の動き）を見て呼吸数とその深さ、リズムを観察する。119番通報の必要がある場合は、1分間の呼吸数だけでなく、呼吸の速さや「苦しそうに呼吸している」などの様子も観察できるとよい。

③脈拍

　傷病者の手首の親指側にある橈骨動脈（もしくは頚部にある頚動脈）を、指で触れて観察する（図8-2）。脈拍の強弱や数を把握するとよい。

④血圧

　正常時の大人の血圧は 100 ～ 120 mmHg である。ただし、ファーストエイドを行う際、現場に血圧を測定できる機器が配備されていることは少ない。その場合、無理に測定する必要はない。

⑤体温

　体温計があれば測定可能だが、無い場合は皮

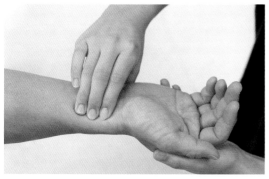

◆図8-2　脈拍の確認方法（橈骨動脈による確認）

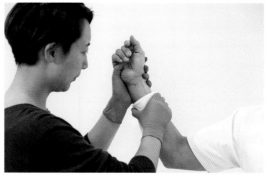

◆図8-3　前腕からの出血に対する直接圧迫止血

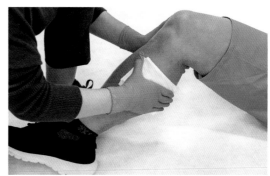

◆図8-4　下腿部からの出血に対する直接圧迫止血

膚に触れた際の皮膚温を確認する。同時に皮膚の色も観察し、蒼白になっていないか、発汗などが無いかも確認するとよい。

＊

　これらの観察により異常が認められた場合は、119番通報もしくは医療機関への受診を勧める必要がある。また、明らかな多量の出血が認められた場合は、観察途中であっても止血を優先しなければならない。

■ 3. 手当の実際

　ファーストエイド対応は多岐にわたる。ここでは出血への対応である止血について解説する。

①症状

　体内の血液量は、体重の約8％（体重70kgの成人の場合、5,600ml）あり、そのうち3分の1以上を失うと生命に危険を及ぼす。指先等から滲み出るような出血ではなく、動脈や比較的太い静脈から持続する出血を「活動性出血」といい、現場に居合わせた人がただちに止血しなければならない。多量の出血があると皮膚が蒼白になり、冷汗が見られる。さらに、脈が弱く、脈拍数は多くなる（ショック状態）。

②手当

・直接圧迫止血

　救助者の行う止血としては、「直接圧迫止血」が推奨される。直接圧迫止血は、出血部位（傷口）にきれいなガーゼやハンカチ、タオルなどを当てて圧迫する。止血の際、救助者が傷病者の血液に触れると感染症を起こす危険性がある。このため、救助者自身の身を守るために手袋（プラスティック、ゴム）を着用する。または、ビニール袋等を手袋の代わりとして圧迫を行う（図8-3, 8-4）。

　なお、圧迫をしても出血がおさまらない場合は、圧迫の位置がずれていたり圧迫する力が弱い場合が考えられる。出血している部位の観察を続けることで止血の効果を確認し、救急隊が到着するまで確実に圧迫し続ける必要がある。

　直接圧迫止血でも出血を止められない場合には、包帯等を用いた即席の止血帯や市販の止血帯を用いて止血する方法もあるが、方法を誤ると効果的でないばかりか、傷病者に大きな負担になる。正しい方法を学んでいない場合は、安易に用いてはならない。

第9章 ライフセービングとその活動

■ 1. ライフセービングとは

ライフセービングとは、人命救助を本旨とした社会活動を意味し、水辺の事故防止のための実践活動と認識されている。諸外国においてこの活動に携わる者は、「ライフセーバー」と呼ばれ、社会的市民権を得ている。さらに、「ライフガード」はプロフェッショナルな公務員として携わる人を称し、コーストガード（海上保安庁）、警察、消防といった公的救助組織と連携を図っている。一方、わが国におけるライフセーバーは、水難救助員としての有資格者を指すこともあり、日本ライフセービング協会では、ベーシック・サーフ・ライフセーバーまたはプール・ライフガード以上の資格保有者を認定ライフセーバーと称している。

ライフセービングは、ボランティア活動を基本とし、いわゆるプレホスピタルケア（病院前救護）の範囲において、自他の生命を尊重する社会貢献を展開するものであることから、誰でも参加できる活動である。たとえ泳げなかったり、身体的ハンディがあろうとも、社会奉仕と生命尊厳の精神に基づき、その活動は否定されるものではない。

以上のようにライフセービングは、「溺れたものを救う」という救助活動から、溺れない安心な環境をマネジメントすること、さらには日常生活の危機管理も含めて、総合的に安全を提供できる活動として世界中で普及されている。

■ 2. 日本のライフセービングの歴史

日本におけるライフセービングの歴史は、日本赤十字社（以下、日赤）の水上安全法の歴史と関係が深い。それはアメリカ赤十字社の技術を基に1944年に創始された。この講習を修了した先人たちが戦後、在日米軍基地のプールや神奈川県湘南地区の海水浴場などで監視員として活動を始めた。1970年代には、日赤の救助員資格をもつ監視員の有志による「湘南ライフガードクラブ」が作られ、のちに日赤水上安全法の指導員による「湘南指導員協会」、「日本ライフガード協会」へと発展した。時を同じくして静岡県下田市を中心とした「日本サーフライフセービング協会」が設立され、それぞれの地域に根ざした活動が行われた。1984年より5年間にわたりオーストラリア政府の豪日交流促進助成機関である豪日交流基金の支援によって、オーストラリア・サーフ・ライフセービング協会（SLSA）と日本の関係者とのライフセービング交流プログラムが行われることになる。第1団として最初に日赤神奈川県支部を中心とする代表数名が冬期にオーストラリアで研修を行い、翌1985年夏にはSLSAのインストラクターが来日し国内で初のサーフ・ライフセービング講習会が実施された（この講習会の内容をベースとしたサーフ・ライフセービングメソッドが現在の日本ライフセービング協会に継承されている）。第3団からの渡豪研修メンバーは、日本ライフガード協会と日本サーフ・ライフセービング協会のメンバーで構成されることになり、この2つの任意団体は国際的な窓口と資格認定の一本化、さらには将来の統合のため「日本ライフセービング評議会」という評議組織を設置した。1990年神奈川県で開催されたSURF90（相模湾アーバンリゾートフェスティバル1990）での国内初の国際イベント「SURF90 環太平洋ライフセービング選手権大会」と「SURF90 ライフセービングシンポジウム」の開催の後に合併し、翌1991年国内のライフセービング統一団体として「日本ライフ・セービング協会」（初代理事長：金子邦親）が発足した。同年に沖縄本島、石

垣島、久米島にて「沖縄 海の安全シンポジウム」、1992 年には、静岡県下田市にてライフセービング世界大会「RESCUE ' 92」を開催。国内のライフセービング普及の大きな一歩となった。

任意団体「日本ライフ・セービング協会」は、その後も国内での水辺の事故防止に関する普及活動を推進し、2001 年内閣府の認証を得て「特定非営利活動法人日本ライフセービング協会」（理事長：小峯 力）となる。さらに 2019 年には公益財団法人の認証を受け「公益財団法人日本ライフセービング協会」（理事長：入谷拓哉）となり現在に至っている。日赤が先駆けとなって始まった日本のライフセービングの実践活動は、オーストラリア政府および SLSA の多大なる協力と友好関係の中、多くのサポート企業と関係者や先人達のたゆまぬ努力と尽力によって支えられてきたものである。

■ 3. 日本ライフセービング協会とその活動

日本ライフセービング協会（JLA）は、唯一のライフセービング国際組織である国際ライフセービング連盟（ILS）の日本代表機関として位置付けられており、BLS 資格も含め多くの JLA 資格は ILS 資格に準拠している。現在は、全国各地に都道府県協会、各種認定クラブ（地域や教育機関など）が設立され、JLA ACADEMY 認定資格を持つメンバーが活躍している。日本ライフセービング協会は「人と社会に変革をもたらす」法人として、「教育」「救命」「スポーツ」「環境」「福祉」（＝ JLA ヒューマンチェーン）といった領域における生命尊厳の輪を普及していく社会貢献活動を行っている。そして、こうした基本理念の具現化を推進するために全国のライフセーバーの活動サポートを行っている。

● **JLA ビジョン**：「水辺の事故ゼロ」
● **JLA ミッション**：「水辺における安全知識と技能を広め、誰もが安全に楽しむことのできる社会へ」
● **JLA ヒューマンチェーン**

ヒューマンチェーンとは、救助者同士の手首を互いにつかみ（人間の鎖）、水没した溺者を捜索する方法である。ライフセービングでは「ライフセービングそのものを学び、実践していくこと」「ライフセービングによって獲得した生命の尊厳の精神をあらゆる分野に社会貢献していくこと」の二通りがある。いずれも人間がテーマであり、人間が人間を救う・守ることを根底に、生命のあるものが生命を救う自然の摂理を崇めるという歴史の普遍性を獲得していく活動展開を表現したものである。

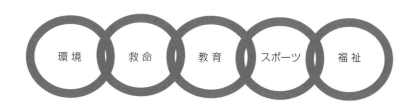

環境　救命　教育　スポーツ　福祉

■**執筆者紹介**

●**監修 / 執筆**

中川儀英　（東海大学医学部救命救急医学教授）
鍛冶有登　（岸和田徳洲会病院救命救急センター長）
小峯　力　（中央大学教授）
山本利春　（国際武道大学体育学部教授）

●**監修**

田中秀治　（国士舘大学大学院救急システム研究科教授）
北村伸哉　（君津中央病院医務局長・救命救急センター長）
朽方規喜　（南多摩病院血管外科部長）
吉澤　大　（防衛省防衛医科大学校病院救急部医官）

●**執筆**

上野真宏　（日本ライフセービング協会スーパーバイザー）
風間隆宏　（日本ライフセービング協会 JLA アカデミー本部長）
阿部　健　（学校法人滋慶学園 東京医薬看護専門学校／日本ライフセービング協会 JLA アカデミー副本部長）
江川陽介　（国士舘大学文学部教授／日本ライフセービング協会 JLA アカデミー副本部長）
佐藤洋二郎　（日本ライフセービング協会 JLA アカデミー副本部長）

●**編集・協力**

松本貴行　（日本ライフセービング協会教育本部長／成城学園中学校高等学校教諭）
稲垣裕美　（流通経済大学スポーツ健康科学部教授）
内田直人　（日本赤十字社事業局救護・福祉部健康安全課推進係長）
吹田光弘　（日本ライフセービング協会インストラクター）

●**写真協力**

カメラ　大野勝男、山岸重彦、駿河由健
モデル　神荻明果、鈴木郁蘭、田口真幸、藤井香織、佐藤智美、星田弘祐、谷川真莉菜、楠本慶明
施　設　東京医薬看護専門学校

●**参考文献**

・日本蘇生協議会：『JRC 蘇生ガイドライン 2020』医学書院、2021 年.
・日本救急医療財団心肺蘇生法委員会：『改訂 6 版 救急蘇生法の指針 2020（市民用・解説編）』へるす出版、2021 年
・日本赤十字社：『赤十字救急法基礎講習教本（14 版）』日赤サービス、2019 年
・総務省消防庁：「令和 3 年版　救急・救助の現況」2021 年
・厚生労働省：「令和 2 年(2020)人口動態統計の概況」2021 年
・警察庁交通局：「令和 2 年における交通事故の発生状況等について」2021 年
・消費者庁消費者安全課：「子どもの不慮の事故の発生傾向」2021 年

心肺蘇生教本　JRC 蘇生ガイドライン 2020 準拠
© Japan Lifesaving Association, 2007, 2012, 2016, 2022.　　NDC492/31p/24cm

初版第 1 刷— 2022 年 5 月 10 日
　　第 2 刷— 2023 年 12 月 1 日

編　者——日本ライフセービング協会
発行者——鈴木一行
発行所——株式会社大修館書店
　　　　〒 113-8541　東京都文京区湯島 2-1-1
　　　　電話 03-3868-2651（販売部）　03-3868-2299（編集部）
　　　　振替 00190-7-40504
　　　　［出版情報］https://www.taishukan.co.jp

装丁・本文デザイン—中村友和（ROVARIS）
本文イラスト—ERC、横山印刷
印刷所—横山印刷
製本所—難波製本

ISBN978-4-469-26928-4　　　　　　Printed in Japan